Grænmetissalöt 2023

Nýjungar og hefðbundin uppákomur fyrir heilsusamlegar salatgerðir

Inga Sveinsdóttir

Samantekt

Tómatar með myntu og basil 9

Trönuber með grænu 11

Kínóasalat með trönuberjum og gljáðum valhnetum 13

Pasta salat með laxi 15

Sveppasalat með spínati og romaine 17

Waldorf salat með kjúklingi 19

Kryddað roketsalat og kartöflur 21

Kjúklingasalsa avókadó salat 23

Rjómalöguð dill og kartöflusalat 25

Kjúklingaostasalat með rucola laufum 27

Heitt pipar kartöflusalat 29

Kjúklingasalat með kúskús 30

Rautt kartöflusalat með súrmjólk 32

Kjúklingasalat með hunangsmelónu 34

Kartöflusalat með eggi og Dijon sinnepi 36

Hunang Pecan kjúklingasalat 38

Grape Mayo kjúklingasalat 40

Kryddkartöflurjómasalat 42

Kryddað kjúklingasalat með rúsínum 44

Kartöflusalat með myntu 46

Karrý kjúklingasalat með blönduðu grænmeti 48

Hnetukjúklingasalat 50

Sinnepskjúklingasalat 52

Kryddað engifer kartöflusalat 54

Sellerí og kartöflusalat ... 56
Lime kjúklingur með kartöflusalati ... 58
Kartöflusalat með geitaosti ... 60
Pico de Gallo - Ekta mexíkósk salsa ... 62
Salatsósa úr ólífuolíu og sítrónu ... 64
Bauna-, maís- og avókadósalat ... 65
Suðvestur-pastasalat ... 66
Ristað rauðrófusalat ... 67
Ó drengur, salat! ... 69
Stökkt Kale Ramen núðlusalat ... 70
Spínat og tómatpastasalat ... 72
Waldorf salat ... 74
Istuaeli salat ... 75
Hvítkál núðlu salat ... 76
Mexíkóskt svart baunasalat ... 78
Svartar baunir og maíssalsa ... 80
Tyrkneskt taco salat ... 81
Regnboga ávaxtasalat ... 82
Sólarávaxtasalat ... 84
Sítrus- og svartbaunasalat ... 85
Kryddað agúrka og lauksalat ... 86
Garðsalat með bláberjum og rauðrófum ... 88
Blómkáls- eða spottkartöflusalat ... 90
Gúrku og dill salat ... 91
Mock kartöflusalat ... 92
Kartöflugúrkusalat frá Bonnie Auntie ... 94
Spínatsalat með berjum ... 96

Tubula salat 97
BLT salat með basil majónesi dressingu 99
Grillað Caesar salat með hníf og gaffli 101
Jarðarberja rómverskt salat 103
Grískt salat 105
Jarðarberja og feta salat 107
Kjötsalat 109
Möndlu- og mandarínusalat 111
Suðrænt salat með ananas vinaigrette 113
Spínat og brómberja salat 115
Grænmetissalat með svissneskum osti 117
Bragðgott gulrótarsalat 119
Marínerað grænmetissalat 121
Ristað litað maíssalat 123
Rjómalöguð agúrka 125
Marinert sveppa- og tómatsalat 127
Baunasalat 129
Rauðrófusalat með hvítlauk 131
Marineraður maís 132
Ertusalat 134
Ræpu salat 136
Epla avókadó salat 138
Maís-, bauna- og lauksalat 140
Ítalskt grænmetissalat 142
Sjávarréttapasta salat 144
Grillað grænmetissalat 146
Ljúffengt sumar maíssalat 148

Stökkt ertusalat með karamellu 150

Magic Black Bean Salat 152

Mjög gott grískt salat 154

Ótrúlegt tælenskt gúrkusalat 156

Próteinríkt tómat basil salat 158

Fljótlegt avókadó og gúrkusalat 160

Byggsalat með tómötum og fetaost 162

Enskt salat af gúrku og tómötum 164

Eggaldinsalat ömmu 166

Gulrót, beikon og spergilkál salat 168

Gúrku- og tómatsalat með sýrðum rjóma 170

Tómat Tortellini salat 172

Spergilkál og beikon í majónesósu 175

Kjúklingasalat með gúrkukremi 177

Grænmeti með piparrótarsósu 179

Sætbauna- og pastasalat 181

Litað piparsalat 183

Kjúklingasalat, þurrkaðir tómatar og furuhnetur með osti 185

Mozzarella og tómatsalat 187

Kryddað kúrbít salat 189

Tómatar og aspas salat 191

Gúrkusalat með myntu, lauk og tómötum 193

Adas salatas 195

Ajvar 197

Bakdoonsiyyeh salat 199

Rellen salat 200

Curtido salat 202

Gado Gado salat 204

Hobak Namulu 206

Horiatiki salat 208

Waldorf kjúklingasalat 210

Linsubaunasalat með ólífum og fetaost 212

Taílenskt grillað nautasalat 214

Amerískt salat 216

Tómatar með myntu og basil

hráefni

4 tómatar

2 msk. Ólífuolía

2 msk. Hvítvínsedik

Salt eftir smekk

Pipar eftir smekk

myntulauf

2 skalottlaukar, skornir í sneiðar

Aðferð

Fyrst skaltu skera ferska kirsuberjatómata í bita. Færið þær svo yfir í salatskál. Bætið við smá salti, smá pipar eftir smekk og sneiðum skallot. Haltu þeim í 6 mínútur. Dreypið nú hvítvínsediki og extra virgin ólífuolíu yfir. Toppaðu þetta nú með ferskri myntu. Og þetta einfalda og bragðgóða salat er tilbúið til að fylgja öllum máltíðum þínum. Þú getur borið það fram með brauðrasp. Berið fram skreytt með myntulaufum.

Njóttu!

Trönuber með grænu

hráefni

6 og hreinsaður aspas

1 búnt af nýju spínati

½ bolli þurrkuð trönuber

Dregið af ólífuolíu

2 msk. Balsamic edik eftir smekk

2 bollar af salatsósu

Klípa af salti

Malaður svartur pipar

Aðferð

Fyrst skaltu hreinsa ferska aspas og sjóða hann þar til hann er mjúkur. Þvoðu nýja spínatið. Nú í lítilli skál, bætið smá olíu, smá salatsósu og balsamikediki út í og stráið salti og möluðum svörtum pipar yfir eftir smekk. Blandið þeim mjög vel saman. Bætið nú aspasnum og þessari blöndu í salatskál og blandið saman. Bætið síðan sætum þurrkuðum trönuberjum út í.

Njóttu!

Kínóasalat með trönuberjum og gljáðum valhnetum

hráefni

2 bollar soðið kínóa

½ bolli þurrkuð trönuber

5-6 gljáðar hnetur

4 msk. Ólífuolía

4 vel saxaðir tómatar í teninga

2 msk. steinselju

2 msk. myntulauf

Smá salt

Klípa af svörtum pipar eftir smekk

Aðferð

Setjið soðið kínóa í djúpa skál. Komdu nú þurrkuðum trönuberjum og gljáðum valhnetum í skálina. Bætið nú sneiðum ferskum tómötum, smá ferskri steinselju og myntulaufum og ögn af olíu saman við. Blandið öllu vel saman. Kryddið nú með salti og svörtum pipar. Þessi bragðgóði réttur er tilbúinn.

Njóttu!

Pasta salat með laxi

hráefni

2 bitar af soðnum laxi, skornir í teninga

1 bolli af soðnu pasta

2 stilkar af sellerí

½ bolli af majónesi

2 niðurskornir tómatar

2-3 nýsaxaðir grænir laukar

1 bolli af sýrðum rjóma

1 niðurskorið rautt epli

lime safi úr 1/2 sítrónu

Aðferð

Taktu fyrst djúpa skál og blandaðu hægelduðum soðnum laxi, soðnu pasta ásamt smá sellerí og söxuðum ferskum tómötum, hægelduðum eplum og grænum lauk. Blandið þeim vel saman. Bætið nú heimagerðu majónesi, ferskum sýrðum rjóma út í og dreypið ferskum limesafa úr hálfri sítrónu yfir. Blandið þeim nú öllum mjög vel saman. Þetta er tilbúið.

Njóttu!

Sveppasalat með spínati og romaine

hráefni

1 búnt af spínati

1 Rómverja

4-5 sveppir

2 skrældar tómatar

2 msk. Smjör, valfrjálst

salt

Svartur eða hvítur pipar

Aðferð

Taktu ferskt spínat og romaine salat. Brúnið í smjöri, valfrjálst. Það tekur bara 7-8 mínútur. Á meðan skaltu saxa sveppina og setja í skál. Bætið svo tómötunum út í sveppina. Settu þetta í örbylgjuofn í um það bil 2 til 3 mínútur. Blandið þeim nú saman við steikta spínatið og romaine salatið. Blandið þeim vel saman og stráið salti og svörtum eða hvítum pipar yfir.

Njóttu!

Waldorf salat með kjúklingi

hráefni

½ bolli valhnetur, saxaðar

½ bolli hunangssinnep

3 bollar soðinn kjúklingur, hakkaður

½ bolli af majónesi

1 bolli rauð vínber, helminguð

1 bolli sellerí, skorið í teninga

1 Gala epli, skorið í teninga

salt

Pipar

Aðferð

Taktu grunna bökunarpönnu til að elda söxuðu valhneturnar í 7 til 8 mínútur í forhituðum, 350 gráðu ofni. Á þessum tímapunkti blandið öllu hráefninu saman og stillið kryddið.

Njóttu!

Kryddað roketsalat og kartöflur

hráefni

2 pund kartöflur, skornar í bita og soðnar

2 bollar af rakettu

6 tsk. af extra virgin ólífuolíu

teskeið. af svörtum pipar

3 skalottlaukar, saxaðir

3/8 tsk. af salti

½ tsk. af sherry ediki

1 teskeið. af sítrónusafa

2 tsk. af sinnepi, steinmalað

1 teskeið. af sítrónuberki, rifinn

Aðferð

Hitið 1 tsk. af olíu á pönnu og steikið skalottlaukana þar til þeir verða gullnir. Færið skalottlaukana yfir í skál og blandið saman öllum öðrum hráefnum nema kartöflunum. Blandið vandlega saman. Kastaðu nú kartöflunum með dressingunni og hrærðu til að blandast vel.

Njóttu!

Kjúklingasalsa avókadó salat

hráefni

2 tsk. af ólífuolíu

4 aura af tortilla flögum

2 tsk. af lime safa

1 avókadó, saxað

3/8 tsk. af kosher salti

¾ bolli salsa, kælt

1/8 tsk. af svörtum pipar

2 bollar kjúklingabringur, soðnar og rifnar

¼ bolli kóríander, saxað

Aðferð

Blandið saman ólífuolíu, limesafa, svörtum pipar og salti í skál. Bætið nú söxuðu kóríander og kjúklingi út í og blandið vel saman. Toppið með saxuðu avókadó og salsa. Berið salatið fram á tortilluflögum til að ná sem bestum árangri.

Njóttu!

Rjómalöguð dill og kartöflusalat

hráefni

¾ kíló af kartöflum, skornar í teninga og soðnar

teskeið. af svörtum pipar

½ ensk agúrka, í teningum

teskeið. af kosher salti

2 tsk. af sýrðum rjóma, lítið í fitu

2 tsk. af söxuðu dilli

2 tsk. af jógúrt, fitulaust

Aðferð

Kartöflur verða að sjóða þar til þær eru mjúkar. Taktu skál og blandaðu saman dilli, jógúrt, rjóma, gúrku teningum og svörtum pipar. Hráefnin verða að blanda vel saman. Bætið nú soðnu kartöflubitunum út í og blandið vel saman.

Njóttu!

Kjúklingaostasalat með rucola laufum

hráefni

3 brauðsneiðar, skornar í teninga

½ bolli rifinn parmesan

3 tsk. af smjöri, ósaltað og brætt

2 tsk. af steinselju, saxað

5 basilíkublöð, skorin í strimla

bolli af ólífuolíu

2 bollar kjúklingur, ristaður og saxaður

5 aura rakettublöð

3 tsk. af rauðvínsediki

Pipar, eftir smekk

Aðferð

Hitið smjörið og 2 tsk. af ólífuolíu og hellið brauðteningunum út í. Bakið brauðteningana í forhituðum ofni, við 400 gráður, þar til þeir eru gullinbrúnir. Bætið restinni af hráefnunum saman við brauðteninga og blandið vel saman.

Njóttu!

Heitt pipar kartöflusalat

hráefni

2 pund gular Finnskar kartöflur, skornar í teninga

teskeið. af hvítum pipar

2 tsk. af salti

bolli af rjóma

4 tsk. af sítrónusafa

2 greinar af dilli

2 knippi af graslauk

Aðferð

Sjóðið kartöflubitana þar til þeir eru mjúkir og látið renna af. Blandið 3 tsk. af sítrónusafa í kartöflurnar og setjið til hliðar í 30 mínútur. Þeytið rjómann þar til hann er sléttur og bætið öllum hinum hráefnunum saman við. Hyljið kartöflurnar með blöndunni og blandið vel saman.

góða skemmtun

Kjúklingasalat með kúskús

hráefni

1 bolli af kúskús

7 aura kjúklingabringur, soðnar

¼ bolli Kalamata ólífur, saxaðar

1 hvítlauksgeiri, saxaður

2 tsk. af steinselju, saxað

teskeið. af svörtum pipar

1 teskeið. af kapers, saxað

1 teskeið. af lime safa

2 tsk. af ólífuolíu

Salt, eftir smekk

Aðferð

Eldið kúskúsið án salts og fitu eftir leiðbeiningum á pakkanum. Skolið soðið kúskús með köldu vatni. Taktu skál til að blanda saman innihaldsefnunum nema kjúklingnum og kúskúsinu. Bætið soðnu kúskúsinu út í og blandið vel saman. Bætið kjúklingnum út í og berið fram strax.

Njóttu!

Rautt kartöflusalat með súrmjólk

hráefni

3 pund rauðar kartöflur, skornar í fjórða

1 hvítlauksgeiri, saxaður

½ bolli sýrður rjómi

½ tsk. af svörtum pipar

1 teskeið. af kosher salti

1/3 bolli súrmjólk

1 teskeið. af dilli, saxað

¼ bolli steinselja, söxuð

2 tsk. af graslauk, saxað

Aðferð

Sjóðið kartöflufjórðungana þar til þeir eru mjúkir í hollenskum ofni. Kældu soðnu kartöflurnar í 30-40 mínútur. Blandið sýrða rjómanum saman við restina af hráefninu. Hyljið kartöflurnar með dressingunni og hrærið til að sameina innihaldsefnin.

Njóttu!

Kjúklingasalat með hunangsmelónu

hráefni

bolli af hrísgrjónaediki

2 tsk. af söxuðum og ristuðum valhnetum

2 tsk. af sojasósu

¼ bolli kóríander, saxað

2 tsk. af hnetusmjöri

2 bollar kjúklingabringur, soðnar og rifnar

1 teskeið. af hunangi

3 tsk. af grænum lauk, sneið

1 bolli agúrka, saxuð

teskeið. af sesamolíu

3 bollar melóna, skorin í strimla

3 bollar melóna, skorin í strimla

Aðferð

Blandið saman sojasósu, hnetusmjöri, ediki, hunangi og sesamolíu. Bætið kantalópinu, lauknum, kantalópunni og gúrkunni út í og blandið vel saman.

Skreytið kjúklingabringurnar með blöndunni og kóríander á meðan þær eru bornar fram.

Njóttu!

Kartöflusalat með eggi og Dijon sinnepi

hráefni

4 kíló af kartöflum

teskeið. af pipar

½ bolli sellerí, skorið í teninga

½ bolli steinselja, saxuð

1 teskeið. af Dijon sinnepi

1/3 bolli grænn laukur, saxaður

2 hvítlauksrif, söxuð

1 teskeið. af Dijon sinnepi

3 egg, harðsoðin og saxuð

½ bolli af rjóma

1 bolli af majónesi

Aðferð

Eldið kartöflurnar þar til þær eru mjúkar. Flysjið og skerið kartöflurnar í teninga. Blandið saman kartöflum, grænum lauk, sellerí og steinselju í blöndunarskál. Blandið majónesi og öðrum hráefnum saman í skál. Hellið þessari blöndu yfir kartöflurnar og blandið vel saman.

Njóttu!

Hunang Pecan kjúklingasalat

hráefni

4 bollar kjúklingur, soðinn og hakkaður

teskeið. af pipar

3 sellerístangir, skornir í teninga

teskeið. af salti

1 bolli sæt, þurrkuð trönuber

1/3 bolli af hunangi

½ bolli pekanhnetur, saxaðar og ristaðar

2 bollar af majónesi

Aðferð

Kasta hakkað kjúklingi með sellerí, þurrkuðum trönuberjum og pekanhnetum. Þeytið majónesi þar til það er slétt í annarri skál. Bætið hunangi, pipar og salti við majónesi og blandið vel saman. Hyljið kjúklingablönduna með majónesiblöndunni og blandið vel saman þannig að hráefnin blandast vel saman.

Njóttu!

Grape Mayo kjúklingasalat

hráefni

6 bollar kjúklingur, saxaður og soðinn

½ bolli pekanhnetur

2 tsk. af Dijon sinnepi

2 bollar rauð vínber, skorin í sneiðar

½ bolli sýrður rjómi

2 tsk. af valmúafræjum

½ bolli af majónesi

2 bollar sellerí, saxað

1 teskeið. af sítrónusafa

Aðferð

Taktu blöndunarskál og blandaðu kjúklingnum saman við majónesi, sítrónusafa, sýrðum rjóma, rúsínum, valmúafræjum, Dijon sinnepi og sellerí.

Kryddið með salti og pipar. Lokið skálinni og kælið þar til það er kólnað.

Bætið pekanhnetunum út í og berið fram strax.

Njóttu!

Kryddkartöflurjómasalat

hráefni

¾ bolli sýrður rjómi

1 bolli af grænum baunum

bolli af jógúrt

6 bollar rauðar kartöflur, skornar í fernt

1 teskeið. af timjan, saxað

½ tsk. af salti

1 teskeið. af dilli, saxað

Aðferð

Blandið rjóma, jógúrt, dilli, timjan og salti saman í skál og setjið til hliðar.

Sjóðið kartöflufjórðungana og baunirnar í nægu vatni þar til þær eru mjúkar.

Tæmdu umfram vatnið. Blandið kartöflum og ertum saman við tilbúna

blönduna. Hrærið vel til að blanda hráefnunum vel saman.

Njóttu!

Kryddað kjúklingasalat með rúsínum

hráefni

bolli af majónesi

3 tsk. af rúsínum

1 teskeið. af karrídufti

1/3 bolli sellerí, skorið í teninga

1 bolli sítrónu kjúklingur, grillaður

1 epli, saxað

1/8 tsk. af salti

2 tsk. af vatni

Aðferð

Blandið karrý, majónesi og vatni saman í skál. Bætið við sítrónukjúklingi, söxuðu epli, rúsínum, sellerí og salti. Notaðu spaða til að blanda innihaldsefnunum vandlega saman. Hyljið salatið og kælið þar til það er kalt.

Njóttu!

Kartöflusalat með myntu

hráefni

7 rauðar kartöflur

1 bolli baunir, frosnar og þiðnar

2 tsk. af hvítvínsediki

½ tsk. af svörtum pipar

2 tsk. af ólífuolíu

teskeið. af salti

2 tsk. af skalottlaukum, smátt saxað

¼ bolli myntulauf, saxað

Aðferð

Sjóðið kartöflurnar í vatni á djúpbotna pönnu þar til þær eru meyrar. Kælið kartöflurnar og skerið þær í teninga. Blandið saman ediki, skalottlaukum, myntu, ólífuolíu, salti og svörtum pipar. Setjið kartöfluteninga, ertur og tilbúna blönduna. Blandið vel saman og berið fram.

Njóttu!

Karrý kjúklingasalat með blönduðu grænmeti

hráefni

Kjúklingakarrí, frosið og þiðnað

10 aura af spínatlaufum

1 1/2 bolli sellerí, hakkað

bolli af majónesi

1 1/2 bollar græn vínber, helminguð

½ bolli rauðlaukur, saxaður

Aðferð

Setjið frosna kjúklingakarrýið í skál. Bætið rauðlauknum, grænu vínberunum, babyspínatlaufunum og selleríinu út í kjúklingakarrýið. Blandið vel saman.

Bætið nú majónesi út í og blandið varlega saman aftur. Kryddið með salti og pipar eftir smekk.

Njóttu!

Hnetukjúklingasalat

hráefni

1 bolli bulgur

2 skalottlaukar, skornir í sneiðar

2 bollar af kjúklingasoði

3 bollar kjúklingur, soðinn og hakkaður

1 epli, skorið í teninga

3 tsk. af valhnetum, saxaðar

bolli af ólífuolíu

2 tsk. af eplaediki

1 teskeið. af Dijon sinnepi

1 teskeið. af reyrsykri

salt

Aðferð

Sjóðið bulgur með soðinu og látið suðuna koma upp. Kælið í 15 mínútur.

Ristið valhneturnar á pönnu og setjið þær í skál til að kólna. Blandið öllu hráefninu vandlega saman í skál. Kryddið með salti og berið fram.

Njóttu!

Sinnepskjúklingasalat

hráefni

1 egg, harðsoðið

teskeið. af svörtum pipar

¾ kíló af kartöflum

teskeið. af kosher salti

2 tsk. af majónesi, lítið í fitu

3 tsk. af rauðlauk, saxað

1 teskeið. af jógúrt

1/3 bolli sellerí, hakkað

1 teskeið. af sinnepi

Aðferð

Skerið kartöflurnar í teninga og sjóðið þar til þær eru meyrar. Saxið soðið egg. Blandið öllu saman nema eggjum og kartöflum. Bætið blöndunni út í söxuð egg og kartöflu teninga. Hrærið vel saman þannig að hráefnin blandast vel saman. Kryddið með salti og pipar eftir smekk.

Njóttu!

Kryddað engifer kartöflusalat

hráefni

2 pund rauðar kartöflur, skornar í teninga

2 tsk. kóríander, saxað

2 tsk. af hrísgrjónaediki

1/3 bolli grænn laukur, sneiddur

1 teskeið. sesam olía

1 jalapenó pipar, smátt saxaður

4 tsk. af sítrónugrasi, saxað

teskeið. af salti

2 tsk. af engifer, rifið

Aðferð

Sjóðið kartöflurnar þar til þær eru meyrar. Tæmdu umfram vatnið. Blandið restinni af hráefnunum vel saman. Hyljið soðnu kartöflurnar með blöndunni.

Notaðu spaða til að blanda hráefnunum saman.

Njóttu!

Sellerí og kartöflusalat

hráefni

2 pund rauðar kartöflur, skornar í teninga

2 aura pimientos, í teningum

½ bolli canola majónes

1/8 tsk. af hvítlauksdufti

¼ bolli grænn laukur, saxaður

teskeið. af svörtum pipar

bolli af jógúrt

½ tsk. af sellerífræjum

¼ bolli rjómi, sýrður

½ tsk. af salti

1 teskeið. af sykri

1 teskeið. af hvítvínsediki

2 tsk. af tilbúnu sinnepi

Aðferð

Sjóðið kartöflubitana þar til þeir eru mjúkir og hellið af umframvatninu.

Kældu soðnu kartöflurnar í um 30 mínútur. Blandið restinni af hráefnunum saman í skál. Bætið kartöflunum saman við og blandið vel saman.

Njóttu!

Lime kjúklingur með kartöflusalati

hráefni

1 kíló af kartöflum

1 hvítlauksgeiri, saxaður

2 bollar af ertum

½ tsk. af svörtum pipar

2 bollar kjúklingabringur, hakkaðar

1 teskeið. af salti

½ bolli rauð paprika, saxuð

1 teskeið. af salti

½ bolli laukur, saxaður

1 teskeið. af estragon, hakkað

1 teskeið. af lime safa

2 tsk. af ólífuolíu

1 teskeið. af Dijon sinnepi

Aðferð

Sjóðið kartöflur, baunir og kjúklingabringur sérstaklega þar til þær eru meyrar. Blandið restinni af hráefnunum saman í skál. Bætið nú kartöflubitunum, ertum og kjúklingabringum í skálina. Notaðu spaða og blandaðu hráefninu vandlega saman. Berið fram strax.

Njóttu!

Kartöflusalat með geitaosti

hráefni

2 1/2 pund kartöflur

1 hvítlauksgeiri, saxaður

¼ glas af hvítvíni, þurrt

1 teskeið. af Dijon sinnepi

½ tsk. af salti

2 tsk. af ólífuolíu

½ tsk. af svörtum pipar

2 tsk. af estragon, hakkað

1/3 bolli laukur, saxaður

glas af rauðvínsediki

½ bolli steinselja, saxuð

3 oz geitaostur

¼ bolli sýrður rjómi

Aðferð

Sjóðið kartöflurnar í vatni þar til þær eru meyrar. Blandið saman kartöflum, vínediki, pipar og salti í skál. Setjið til hliðar í 15 mínútur. Bætið nú restinni af hráefnunum við kartöflublönduna og blandið vel saman. Berið fram strax.

Njóttu!

Pico de Gallo - Ekta mexíkósk salsa

Hráefni:

3 stórir sneiddir tómatar, steiktir

1 meðalstór hægeldaður laukur

fullt af kóríander, notaðu meira og minna eftir smekk

Valfrjálst hráefni

½ gúrka afhýdd og skorin í teninga

Sítrónusafi úr ½ sítrónu

½ tsk. Hakkaður hvítlaukur

Salt eftir smekk

2 Jalapenos, eða fleiri ef þú vilt það heitara

1 afhýddur avókadó teningur

Aðferð

Blandið öllu hráefninu saman í stóra skál og blandið vel saman. Berið fram strax.

Njóttu!

Salatsósa úr ólífuolíu og sítrónu

Hráefni:

8 söxuð hvítlauksrif

½ tsk. svartur pipar

1 bolli af nýkreistum sítrónusafa

2 tsk. salt

½ bolli af Extra Virgin ólífuolíu

Aðferð

Setjið allt hráefnið í blandara og blandið þar til öll hráefnin hafa blandast saman. Þessa dressingu á að geyma í loftþéttu íláti og ætti að nota hana fljótlega, annars verður dressingin bitur af sítrónusafanum í henni.

Njóttu!

Bauna-, maís- og avókadósalat

Hráefni:

1 dós af svörtum baunum, tæmd

1 dós af sætum gulum maís, niðursoðinn, tæmd

2 msk. Lime safi

1 teskeið. Ólífuolía

4 msk. kóríander

5 bollar saxaður hrár laukur

1 avókadó

1 þroskaður rauður tómatur

Aðferð

Setjið allt hráefnið í stóra skál og blandið varlega saman. Berið fram strax eða berið fram kalt.

Njóttu!

Suðvestur-pastasalat

Hráefni:

1-8 únsur Lítið heilhveitipasta

15 aura af maís

15 oz af svörtum baunum

1 bolli salsa, hvaða tegund sem er

1 bolli cheddar ostur, rifinn

1 bolli niðurskorinn grænn pipar, sætur pipar

Aðferð

Undirbúið pastað samkvæmt leiðbeiningum á pakka. Tæmið, skolið og setjið í stóra skál. Vökvinn er geymdur og tæmd af niðursoðnu maís og svörtu baununum. Blandið öllu hráefninu saman við soðið pasta í stórri skál. Bætið við litlu magni af fráteknum niðursoðnum vökvum er bætt við eftir þörfum. Berið fram strax.

Njóttu!

Ristað rauðrófusalat

Hráefni:

6 gulrófur, 1/2 pund

3 msk. Ólífuolía

Nýmalaður svartur pipar

1 ½ msk. Estragon eða sherry edik

1 matskeið. timjanblöð

4 bollar af blanduðu salati

½ bolli mulinn fetaostur

1 matskeið. myntu

Aðferð

Í fyrstu er ofninn forhitaður í 375 gráður. Setjið rófurnar í grunnt þakið steikarpönnu. Bætið við nægu vatni til að það komi upp 1/2 tommu á plötuna. Hyljið rófurnar og steikið í eina klukkustund eða þar til rófurnar stinga auðveldlega í gegnum hníf. Takið rófurnar úr ofninum. Í meðalstórri skál, þeytið saman edik og saxaðar kryddjurtir. Skerið soðnu rauðrófurnar í 1/2 tommu teninga og hentið þeim síðan með dressingunni. Stráið fetaostinum yfir og berið fram strax.

Njóttu!

Ó drengur, salat!

Hráefni:

1 bolli tómatar, saxaðir eða sneiddir

1 bolli afhýdd, söxuð agúrka

1 teskeið. ÞURRKAR DILL

1 matskeið. Létt majónesi

Aðferð

Bætið öllu hráefninu í stóra skál og blandið vel saman þar til öll hráefnin hafa blandast saman. Geymið í kæli yfir nótt og berið fram mjög kalt.

Njóttu!!

Stökkt Kale Ramen núðlusalat

Hráefni:

3 msk. Ólífuolía

3 msk. Edik

2 msk. Sykur eða sykuruppbót

½ pakki af ramen núðlukryddi

teskeið. Pipar

1 matskeið. Lítið natríum sojasósa

Hráefni í salat:

1 lítið höfuð Rauðkál eða grænkál

2 saxaðir grænir laukar, saxaðir

1 afhýdd og rifin gulrót

1 pakki af muldum ramen núðlum

Aðferð

Undirbúið dressinguna með því að blanda hráefninu saman í stóra salatskál.

Hrærið til að leysa upp sykurinn. Fyrstu þremur salathráefnunum er bætt í skál og blandað vel saman. Bætið söxuðu Ramen út í og blandið vel saman.

Hellið dressingunni yfir og berið fram strax.

Njóttu!

Spínat og tómatpastasalat

Hráefni:

8 únsur. Lítið pasta eða bygg

8 únsur. Mikið feta

16 únsur. Kirsuberjatómatar

4 bollar af barnaspínati

2 msk. Tæmd kapers

teskeið. svartur pipar

2 msk. rifinn parmesanostur

Aðferð

Eldið pastað samkvæmt leiðbeiningum á umbúðum þar til það er al dente, stíft að bíta. Þegar pastað er soðið; tæmdu það yfir kirsuberjatómatana til að blanchera það hratt. Á meðan pastað er að eldast skaltu setja spínat, feta og kapers í stóra skál. Hrærið tómötunum og pastanu saman við spínatblönduna. Áður en pastað er tæmt er eldun pastaðs bætt í hlutfallslega til að blandast saman. Kryddið að lokum með svörtum pipar og skreytið með rifnum osti. Berið fram strax.

Njóttu!

Waldorf salat

Hráefni:

4 meðalstór epli, skorin í teninga

1/3 bolli saxaðar valhnetur

1/3 bolli af rúsínum

½ bolli létt, grísk eða venjuleg jógúrt

3 stilkar af saxað sellerí

Aðferð

Bætið öllu hráefninu í stóra skál og blandið vel saman þar til öll hráefnin hafa blandast saman. Geymið í kæli yfir nótt og berið fram mjög kalt.

Njóttu!

Istuaeli salat

Hráefni:

1 græn eða gul paprika, saxuð

1 afhýdd agúrka, söxuð

2 msk. Sítrónusafi

1 teskeið. salt

1 teskeið. Nýmalaður pipar

3 tómatar, saxaðir

3 msk. extra virgin ólífuolía

Aðferð

Bætið öllu hráefninu í stóra skál og blandið vel saman þar til öll hráefnin hafa blandast saman. Berið fram strax þar sem því meira sem þetta salat situr, því vatnsmeira verður það.

Njóttu!

Hvítkál núðlu salat

Hráefni:

3 msk. Ólífuolía 3 msk. edik 2 msk. Sykur½ pakki Ramen núðla

teskeið. Pipar

1 matskeið. Lítið natríum sojasósa

1 Rauðkál eða grænkál

2 grænir laukar, saxaðir

1 afhýdd gulrót, rifin

1 pakki af muldum ramen núðlum

Aðferð

Öll hráefni eru sameinuð í stórri skál. Haltu áfram að hræra vel til að leysa upp sykurinn. Þá eru fyrstu þrjú helstu innihaldsefnin í þessu salati blandað saman og svo er þeim öllum blandað vel saman. Möluðum ramen núðlum er bætt við það. Síðan er restinni af hráefninu bætt út í og síðan blandað ítrekað. Berið fram strax eða hyljið og geymið í kæli til að leyfa bragðinu að blandast saman.

Njóttu!

Mexíkóskt svart baunasalat

hráefni

1 1/2 dós soðnar svartar baunir

2 þroskaðir döðlutómatar, skornir í teninga

3 vorlaukar, skornir í sneiðar

1 matskeið. Ferskur lime safi

2 msk. saxað ferskt kóríander

Salt og nýmalaður svartur pipar eftir smekk

1/3 bolli maís

2 msk. Ólífuolía

Aðferð

Blandið öllu hráefninu saman í meðalstóra skál og blandið varlega saman.

Látið salatið hvíla í kæli þar til það er tilbúið til framreiðslu. Berið fram kalt.

Njóttu!

Svartar baunir og maíssalsa

Hráefni:

1 dós af svörtum baunum

3 msk. saxað ferskt kóríander

1 dós Gulur maís og hvítur maís

¼ bolli saxaður laukur

1 dós Rootle

Lime safi eða kreista lime

Aðferð

Hellið vökvanum af svörtum baunum, rótaruppskerum og maísdósum og blandið þeim saman í stóra skál. Bætið kóríander og lauk saman við og blandið vel saman. Kreistið smá sítrónusafa rétt fyrir framreiðslu.

Njóttu!

Tyrkneskt taco salat

Hráefni:

2 únsur. Kalkúnn á frjálsum sviðum

2/4 bolli cheddar ostur

1 1/2 bollar romaine salat, saxað

1/8 bolli laukur, saxaður

½ oz. Tortilla flögur

2 msk. sósu

¼ bolli af rauðum baunum

Aðferð

Bætið öllu hráefninu nema tortillaflögum í stóra skál og blandið vel saman. Rétt áður en það er borið fram skaltu toppa salatið með muldu tortillunum og bera fram strax.

Njóttu!

Regnboga ávaxtasalat

hráefni

Ávaxtasalat:

1 stórt skrælt mangó, skorið í teninga

2 bollar af bláberjum

2 sneiðar bananar

2 bollar af jarðarberjum

2 bollar frælaus vínber

2 msk. Sítrónusafi

1 ½ msk. Hunang

2 bollar frælaus vínber

2 óafhýddar nektarínur, skornar í sneiðar

1 skrældar, sneiddar kiwi

Appelsínu- og hunangssósa:

1/3 bolli ósykraðan appelsínusafi

teskeið. malað engifer

klípa af múskat

Aðferð

Bætið öllu hráefninu í stóra skál og blandið vel saman þar til öll hráefnin hafa blandast saman. Geymið í kæli yfir nótt og berið fram mjög kalt.

Njóttu!

Sólarávaxtasalat

Hráefni:

3 kíví, skorin í hæfilega stóra bita

320 únsur. Ananasbitar í safa

215 únsur. Tæmdar mandarínur, niðursoðnar í léttu sírópi

2 bananar

Aðferð

Blandið öllu hráefninu saman í stóra skál og setjið í kæli í að minnsta kosti 2 klst. Berið þetta salat fram kalt.

Njóttu!

Sítrus- og svartbaunasalat

Hráefni:

1 greipaldin afhýdd, krufin

2 appelsínur afhýddar, skornar

116 únsur. Tæmd dós af svörtum baunum

½ bolli saxaður rauðlaukur

½ avókadó skorið í sneiðar

2 msk. Sítrónusafi

Svartur pipar eftir smekk

Aðferð

Blandið öllu hráefninu saman í stóra skál og berið fram við stofuhita.

Njóttu!

Kryddað agúrka og lauksalat

hráefni

2 gúrkur, þunnar sneiðar

½ tsk. salt

teskeið. svartur pipar

2 msk. Kornsykur

1/3 bolli eplasafi edik

1 þunnt skorinn laukur

1/3 bolli vatn

Aðferð

Raðið gúrkunum og lauknum til skiptis á disk. Blandið restinni af hráefnunum saman í blandara og blandið þar til mjúkt. Kældu dressinguna í nokkrar klukkustundir. Rétt fyrir framreiðslu er dressingunni hellt yfir gúrkurnar og laukinn og borið fram strax.

Njóttu!

Garðsalat með bláberjum og rauðrófum

Hráefni:

1 höfuð af romaine salati

1 handfylli af bláberjum

1 únsa. mulinn geitaostur

2 ristaðar rófur

5-6 kirsuberjatómatar

¼ bolli niðursoðinn túnfiskur

Salt, eftir smekk

Pipar, eftir smekk

Aðferð

Setjið allt hráefnið í smurt ofn og hyljið með álpappír. Bakið í 250 gráðu heitum ofni í um klukkustund. Kælið aðeins og kryddið eftir smekk. Berið fram heitt.

Njóttu!

Blómkáls- eða spottkartöflusalat

hráefni

1 blómkálshaus, soðið og skorið í báta

¼ bolli fitulaus mjólk

6 tsk. skína

¾ msk. Eplasafi edik

5 msk. Létt majónesi

2 tsk. Sinnep

Aðferð

Blandið öllum hráefnum nema blómkáli saman og blandið þar til slétt. Rétt áður en borið er fram, kryddið soðið blómkál með tilbúinni sósu og berið fram heitt.

Njóttu!

Gúrku og dill salat

Hráefni:

1 bolli fitu- eða fitulaus grísk jógúrt

Salt og pipar eftir smekk

6 bollar agúrka, þunnar sneiðar

½ bolli laukur, þunnt sneið

¼ bolli sítrónusafi

2 söxuð hvítlauksrif

1/8 bolli dill

Aðferð

Hellið umframvatninu af jógúrtinni og látið kólna í um 30 mínútur. Blandið jógúrtinni saman við restina af hráefnunum og blandið vel saman. Geymið í kæli í klukkutíma eða svo og berið fram mjög kalt.

Njóttu!

Mock kartöflusalat

hráefni

16 msk. Fitulaust majónesi

5 bollar soðið blómkál, skorið í báta

¼ bolli gult sinnep

¼ bolli saxað sellerí

½ bolli niðurskorin agúrka

1 matskeið. gul sinnepsfræ

¼ bolli hægelduðum súrum gúrkum

½ tsk. Hvítlauksduft

Aðferð

Bætið öllu hráefninu í stóra skál og blandið vel saman þar til öll hráefnin hafa blandast saman. Geymið í kæli yfir nótt og berið fram mjög kalt. Einnig er hægt að skipta kartöflum út fyrir kartöflur, rétturinn er jafn ljúffengur á bragðið.

Njóttu!

Kartöflugúrkusalat frá Bonnie Auntie

hráefni

2-3 bollar af nýjum kartöflum

1 matskeið. Teningur af dilli

1 matskeið. Dijon sinnep

bolli af hörfræolíu

4 graslaukur, saxaður

2 tsk. dill, saxað

teskeið. Pipar

3-4 bollar af agúrku

teskeið. salt

Aðferð

Blandið öllu hráefninu saman í stóra skál og blandið vel saman þar til öll hráefnin hafa blandast saman, rétt áður en borið er fram. Berið fram strax.

Njóttu!

Spínatsalat með berjum

hráefni

½ bolli sneið jarðarber

¼ bolli hindber

bolli af léttri hindberja-valhnetudressingu frá Newman

bláberjabolli

¼ bolli flögaðar möndlur

4 bollar af spínati

¼ bolli saxaður rauðlaukur

Aðferð

Bætið öllu hráefninu í stóra skál og blandið vel saman þar til öll hráefnin hafa blandast saman. Geymið í kæli yfir nótt og berið fram mjög kalt.

Njóttu!

Tubula salat

hráefni

1 bolli af hveitibulgur

1 saxaður laukur

4 skalottlaukar, saxaðir

Salt og pipar eftir smekk

2 bollar saxuð steinseljublöð

bolli af sítrónusafa

2 bollar af sjóðandi vatni

2 meðalstórir tómatar, skornir í bita

bolli af ólífuolíu

1 bolli söxuð mynta

Aðferð

Sjóðið vatnið í meðalstórum potti. Eftir að hafa verið tekinn af hitanum, hellið trompetinu og hyljið með þéttu loki og setjið til hliðar í 30 mínútur. Tæmdu umfram vatnið. Bætið restinni af hráefnunum saman við og blandið vel saman. Berið fram strax.

Njóttu!

BLT salat með basil majónesi dressingu

hráefni

½ pund af beikoni

½ bolli af majónesi

2 msk. rauðvínsedik

¼ bolli smátt skorin basil

1 teskeið. malaður svartur pipar

1 matskeið. Repjuolía

1 pund romaine salat - skolað, þurrkað og skorið í hæfilega stóra bita

¼ pint kirsuberjatómatar

Aðferð

Setjið beikonið í stóra, djúpa pönnu. Eldið við meðalháan hita þar til það er jafnbrúnt. Í lítilli skál bætið tæmdu beikoninu sem haldið er til hliðar, majónesi, basil og ediki saman við og blandið saman. Lokið og setjið til hliðar við stofuhita. Í stórri skál blandið saman romaine salatinu, beikoninu og brauðteningunum, tómötunum. Hellið dressingunni yfir salatið. Berið fram.

Njóttu!

Grillað Caesar salat með hníf og gaffli

hráefni

1 löng þunn baguette

¼ bolli ólífuolía, skipt

2 Hvítlaukur, helmingaður

1 lítill tómatur

1 rómantísk kál, ytri blöðum hent

Salt og grófmalaður svartur pipar eftir smekk

1 bolli Caesar salatsósa, eða eftir smekk

½ bolli parmesan flögur

Aðferð

Forhitið grillið við lágan hita og smyrjið grillið létt. Skerið baguette til að gera 4 langar sneiðar um 1/2 tommu þykkar. Penslið létt á hverja afskornu hlið með um helmingi af ólífuolíu. Grillið baguette sneiðarnar á forhitaðri grillinu þar til þær eru örlítið stökkar, 2 til 3 mínútur á hlið. Nuddaðu hvorri hlið baguette sneiðanna með afskornu hliðinni á hvítlauknum og afskornu hliðinni á tómötunum. Penslið 2 afskornar hliðar á romaine fjórðungunum með afganginum af ólífuolíu. Klæddu hvern með Caesar dressingu.

Njóttu!

Jarðarberja rómverskt salat

Hráefni:

1 Romaine salat, skolað, þurrkað og saxað

2 búntir af spínati þvegið, þurrkað og saxað

2 lítra jarðarber, skorin í sneiðar

1 Bermúda laukur

½ bolli af majónesi

2 msk. Hvítvínsedik

1/3 bolli hvítur sykur Hvítur

Bolli af mjólk

2 msk. Poppy fræ

Aðferð

Í stórri salatskál, blandaðu saman rómantísksalati, spínati, jarðarberjum og sneiðum lauk. Blandið majónesi, ediki, sykri, mjólk og valmúafræjum saman í krukku með þéttloku loki. Hristið vel og hellið dressingunni yfir salatið. Hrærið þar til það er jafnt húðað. Berið fram strax.

Njóttu!

Grískt salat

Hráefni:

1 þurrkað romaine salat

6 aura steinhreinsaðar svartar ólífur

1 græn paprika, saxuð

1 þunnt sneiddur rauðlaukur

6 msk. Ólífuolía

1 rauð paprika, söxuð

2 stórir tómatar, saxaðir

1 agúrka, skorin í sneiðar

1 bolli af muldum fetaosti

1 teskeið. Þurrkað oregano

1 sítrónu

Aðferð

Í stórri salatskál er romaine, lauk, ólífum, papriku, gúrku, tómötum og osti blandað vel saman. Þeytið saman ólífuolíu, sítrónusafa, oregano og svartan pipar. Hellið dressingunni yfir salatið, blandið saman og berið fram.

Njóttu!

Jarðarberja og feta salat

hráefni

1 bolli flögaðar möndlur

2 söxuð hvítlauksrif

1 teskeið. Hunang 1 bolli af jurtaolíu

1 romaine salat,

1 teskeið. Dijon sinnep

¼ bolli hindberjaedik

2 msk. Balsamic edik

2 msk. púðursykur

1 líter af jarðarberjum, skorin í sneiðar

1 bolli af muldum fetaosti

Aðferð

Hitið olíuna á pönnu yfir meðalháan hita, eldið möndlurnar, hrærið oft, þar til þær eru létt ristaðar. Takið af hitanum. Í skál, undirbúið dressinguna með því að blanda saman balsamik ediki, púðursykri og jurtaolíu. Blandið saman möndlum, fetaosti og romaine salati í stóra skál. Rétt áður en það er borið fram skaltu klæða salatið með dressingunni.

Njóttu!

Kjötsalat

hráefni

1 punda sirloin steik

1/3 bolli ólífuolía

3 msk. rauðvínsedik

2 msk. Sítrónusafi

1 hvítlauksgeiri, saxaður

½ tsk. salt

1/8 tsk. Malaður svartur pipar

1 teskeið. Worcestershire sósu

1 gulrót, skorin í sneiðar

½ bolli niðurskorinn rauðlaukur

¼ bolli fylltar sneiðar grænar pimentó ólífur

Aðferð

Forhitið grillið við háan hita. Setjið steik á grillið og eldið í 5 mínútur á hvorri hlið. Takið af hitanum og látið sitja þar til kólnar. Þeytið saman ólífuolíu, ediki, sítrónusafa, hvítlauk, salt, pipar og Worcestershire sósu í lítilli skál. Blandið ostinum saman við. Að því loknu er dressingunni lokið yfir og sett í kæli. Rétt fyrir framreiðslu er dressingunni hellt yfir steikina. Berið fram með grilluðum frönsku brauði.

Njóttu!

Möndlu- og mandarínusalat

Hráefni:

1 romaine salat

11 aura mandarínur, tæmd

6 grænir laukar, þunnar sneiðar

½ bolli ólífuolía1 msk. hvítur sykur

1 teskeið. Myldar rauðar piparflögur

2 msk. hvítur sykur

½ bolli sneiðar möndlur

¼ glas af rauðvínsediki

Malaður svartur pipar eftir smekk

Aðferð

Í stórri skál skaltu sameina romaine salat, appelsínur og grænan lauk. Bætið sykrinum á pönnu og hrærið um leið og sykurinn byrjar að bráðna. Hrærið stöðugt. Bætið möndlunum út í og hrærið þar til þær eru húðaðar. Hvolfið möndlunum á disk og látið kólna. Blandið saman ólífuolíu, rauðvínsediki, einni msk. sykur, rauðar piparflögur og svartur pipar í krukku með loftþéttu loki. Áður en það er borið fram skaltu henda salatinu með salatsósunni þar til það er húðað. Færið yfir í skál og berið fram sykurmöndlum stráð yfir. Berið fram strax.

Njóttu!

Suðrænt salat með ananas vinaigrette

hráefni

6 sneiðar af beikoni

¼ bolli ananassafi

3 msk. rauðvínsedik

bolli af ólífuolíu

Nýmalaður svartur pipar eftir smekk

Salt eftir smekk

10oz pakki af söxuðu romaine salati

1 bolli hægeldaður ananas

½ bolli saxaðar, ristaðar macadamia hnetur

3 saxaðir grænir laukar

¼ bolli ristað flöguð kókoshneta

Aðferð

Setjið beikonið í stóra, djúpa pönnu. Eldið við meðalháan hita þar til það er jafnbrúnt, um það bil 10 mínútur. Tæmið og myljið beikonið. Blandið saman ananassafa, rauðvínsediki, olíu, pipar og salti í krukku með loki. Lokið til að hrista vel. Blandið restinni af hráefnunum saman og bætið dressingunni saman við. Skreytið með ristuðu kókoshnetu. Berið fram strax.

Njóttu!

Spínat og brómberja salat

hráefni

3 bollar barnaspínat, þvegið og tæmt af vatni

1 pint af ferskum brómberjum

1 pint af kirsuberjatómötum

1 sneið grænn laukur

¼ bolli fínt saxaðar valhnetur

6 aura mulinn fetaostur

½ bolli af ætum blómum

Beikondressing eða balsamik edik að eigin vali

Aðferð

Blandið spínati, brómberjum, kirsuberjatómötum, vorlauk, valhnetum með því að blanda þeim saman. Bætið ostinum út í og hrærið aftur. Þetta salat bragðast vel; með eða án salatsósu. Ef þú vilt bæta við dressingu skaltu nota beikonsósu eða nóg af balsamikediki að eigin vali. Áður en borið er fram skaltu skreyta með ætum blómum að eigin vali.

Njóttu!

Grænmetissalat með svissneskum osti

hráefni

1 bolli grænn laukur, sneiddur

1 bolli sellerí, sneið

1 bolli af grænum pipar

1 bolli paprika fylltar ólífur

6 bollar af rifnu salati

1/3 bolli jurtaolía

2 bollar rifinn svissneskur ostur

2 msk. rauðvínsedik

1 matskeið. Dijon sinnep

Salt og pipar eftir smekk

Aðferð

Blandið ólífum, lauk, selleríi og grænum pipar saman í salatskál og blandið vel saman. Þeytið saman olíu, sinnep, ediki í lítilli skál. Kryddið dressinguna með salti og pipar. Stráið dressingunni yfir grænmetið. Geymið í kæli yfir nótt eða nokkrar klukkustundir. Áður en rétturinn er borinn fram berðu salatlaufum. Blandið ostinum saman við grænmetið. Setjið salatið á kálið. Fullkomið með rifnum osti. Berið fram strax.

Njóttu!

Bragðgott gulrótarsalat

hráefni

2 pund gulrætur, skrældar og skornar í þunnar skáar sneiðar

½ bolli flögaðar möndlur

1/3 bolli þurrkuð trönuber

2 bollar af rakettu

2 söxuð hvítlauksrif

1 pakki danskur gráðostur mulinn

1 matskeið. Eplasafi edik

¼ bolli extra virgin ólífuolía

1 teskeið. Hunang

1-2 klípur Nýmalaður svartur pipar

Salt eftir smekk

Aðferð

Blandið saman gulrótum, hvítlauk og möndlum í skál. Bætið við smá ólífuolíu og blandið vel saman. Saltið og piprið eftir smekk. Flyttu blönduna yfir á bökunarplötu og bakaðu í forhituðum ofni í 30 mínútur við 400 gráður F eða 200 gráður C. Taktu úr ofninum þegar brúnin er orðin brún og leyfðu þeim að kólna. Færið gulrótarblönduna yfir í skál. Bætið hunangi, ediki, trönuberjum og osti út í og blandið vel saman. Hrærið rakettan saman við og berið fram strax.

Njóttu!

Marínerað grænmetissalat

hráefni

1 dós af litlum ertum, tæmd

1 dós franskar grænar baunir, tæmd

1 dós Hvítar maís- eða skóklemmur, tæmd

1 meðalstór laukur, þunnt sneið

¾ bolli fínsaxað sellerí

2 msk. Saxaðir pimentos

½ glas af hvítvínsediki

½ bolli af jurtaolíu

bolli af sykri

½ tsk. Pipar ½ tsk. salt

Aðferð

Taktu stóra skál og blandaðu saman ertum, maís og baunum. Bætið selleríinu, lauknum og rauðu paprikunni út í og blandið blöndunni vel saman. Taktu pott. Setjið allt hitt hráefnið og látið malla. Hrærið stöðugt þar til sykurinn hefur leyst upp. Hellið sósunni yfir grænmetisblönduna. Lokið skálinni með loki og setjið í kæli yfir nótt. Þú getur geymt það í nokkra daga í kæli. Berið fram kalt.

Njóttu!

Ristað litað maíssalat

hráefni

8 Ferskur maís í hýði1 Rauð paprika, skorin í teninga

1 græn paprika, skorin í teninga

1 rauðlaukur, saxaður

1 bolli saxað ferskt kóríander

½ bolli af ólífuolíu

4 hvítlauksgeirar, muldir og síðan saxaðir

3 lime

1 teskeið. hvítur sykur

Salt og pipar eftir smekk

1 matskeið. kryddduð sósa

Aðferð

Taktu stóran pott og settu maís í hann. Hellið vatni út í og leggið maís í bleyti í 15 mínútur. Takið silkið af maíshýðunum og setjið til hliðar. Taktu grill og forhitaðu það í háan hita. Setjið maís á grillið og eldið í 20 mínútur. Snúðu þeim af og til. Látið kólna og fargið hýðunum. Taktu blandara og helltu ólífuolíu, limesafa, heitri sósu út í og blandaðu saman. Bætið kóríander, hvítlauk, sykri, salti og pipar saman við. Blandið saman til að mynda slétta blöndu. Stráið maísnum yfir. Berið fram strax.

Njóttu!

Rjómalöguð agúrka

hráefni

3 gúrkur, skrældar og þunnar sneiðar

1 Laukur, sneiddur

2 bollar af vatni

¾ bolli þungur þeyttur rjómi

¼ bolli eplasafi edik

Hakkað fersk steinselja, valfrjálst

bolli af sykri

½ tsk. salt

Aðferð

Bætið vatninu út í og saltið gúrkuna og laukinn, látið liggja í bleyti í að minnsta kosti 1 klst. Tæmdu umfram vatnið. Þeytið saman rjóma og edik í skál þar til það er slétt. Bætið súrsuðum gúrkunum og lauknum út í. Blandið vel saman til að hjúpa jafnt. Sett í ísskáp í nokkrar klukkustundir. Áður en borið er fram, stráið steinselju yfir.

Njóttu!

Marinert sveppa- og tómatsalat

hráefni

12 únsur Kirsuberjatómatar, helmingaðir

1 pakki ferskir sveppir

2 grænir laukar skornir í sneiðar

bolli af balsamik ediki

1/3 bolli jurtaolía

1 1/2 tsk. hvítur sykur

½ tsk. Malaður svartur pipar

½ tsk. salt

½ bolli söxuð fersk basilíka

Aðferð

Þeytið balsamikedik, olíu, pipar, salt og sykur í skál þar til það er slétt. Taktu aðra stóra skál og blandaðu saman tómötum, lauk, sveppum og basil. Kastið vel. Bætið dressingunni út í og hjúpið grænmetið jafnt. Lokið skálinni og kælið í 3-5 klst. Berið fram kalt.

Njóttu!

Baunasalat

hráefni

1 dós af pinto baunum, skoluð og skoluð

1 dós kjúklingabaunir eða garbanzo baunir, skolaðar og tæmdar

1 dós af grænum baunum

1 dós vaxbaunir, tæmd

¼ bolli Julienne grænn pipar

8 grænir laukar, sneiddir

½ bolli eplasafi edik

bolli af canola olíu

bolli af sykri

½ tsk. salt

Aðferð

Blandið baununum saman í stórri skál. Bætið grænu paprikunni og lauknum við baunirnar. Þeytið eplasafi edik, sykur, olíu og salt í lokuðu krukku til að mynda slétta sósu. Látið sykurinn leysast alveg upp í dressingunni. Hellið baunablöndunni yfir og blandið vel saman. Lokið blöndunni og setjið í kæli yfir nótt.

Njóttu!

Rauðrófusalat með hvítlauk

hráefni

6 rófur, soðnar, afhýddar og skornar í sneiðar

3 msk. Ólífuolía

2 msk. rauðvínsedik

2 hvítlauksgeirar

Salt eftir smekk

Grænlaukssneiðar, nokkrar til skrauts

Aðferð

Blandið öllu hráefninu saman í skál og blandið vel saman. Berið fram strax.

Njóttu!

Marineraður maís

hráefni

1 bolli af frosnum maís

2 grænir laukar, þunnar sneiðar

1 matskeið. Saxaður grænn pipar

1 salatblað, valfrjálst

¼ bolli af majónesi

2 msk. Sítrónusafi

teskeið. Malað sinnep

teskeið. sykur

1-2 klípur Nýmalaður pipar

Aðferð

Blandið majónesi saman við sítrónusafa, sinnepsduft og sykur í stórri skál. Þeytið það vel þar til það er slétt. Bætið maís, grænum pipar, lauk við majónesi. Kryddið blönduna með salti og pipar. Lokið og kælið í kæli yfir nótt eða að minnsta kosti 4-5 klukkustundir. Áður en borið er fram skal klæða diskinn með salati og salatið setja ofan á.

Njóttu!

Ertusalat

hráefni

8 sneiðar beikon

1 pakki af frosnum ertum, þiðnar og tæmdar

½ bolli saxað sellerí

½ bolli saxaður grænn laukur

2/3 bolli sýrður rjómi

1 bolli saxaðar kasjúhnetur

Salt og pipar eftir smekk

Aðferð

Setjið beikonið í stóra pönnu og eldið við miðlungs til meðalháan hita þar til báðar hliðar eru brúnar. Tæmið aukaolíuna með pappírshandklæði og myljið beikonið. Haltu því til hliðar. Blandið sellerí, ertum, skalottlaukum og sýrðum rjóma saman í meðalstórri skál. Blandið vel saman með blíðri hendi. Bætið kasjúhnetunum og beikoninu út í salatið rétt áður en það er borið fram. Berið fram strax.

Njóttu!

Ræpu salat

hráefni

¼ bolli sæt rauð paprika, saxuð

4 bollar rifnar skrældar rófur

¼ bolli grænn laukur

¼ bolli af majónesi

1 matskeið. Edik

2 msk. sykur

teskeið. Pipar

teskeið. salt

Aðferð

Fáðu þér skál. Blandið saman chili, lauk og blandið saman. Taktu aðra skál til að undirbúa dressinguna. Blandið majónesi, ediki, sykri, salti og pipar saman og blandið vel saman. Hellið blöndunni yfir grænmetið og blandið vel saman. Takið rófurnar í skál, bætið þessari blöndu út í rófurnar og blandið vel saman. Geymið grænmetið í kæli yfir nótt eða í nokkrar klukkustundir. Meira marinade mun innihalda meira bragð. Berið fram kalt.

Njóttu!

Epla avókadó salat

hráefni

1 pakki af barnagrænmeti

¼ bolli rauðlaukur, saxaður

½ bolli saxaðar valhnetur

1/3 bolli af muldum gráðosti

2 tsk. Sítrónubörkur

1 epli, afhýtt, kjarnhreinsað og skorið í sneiðar

1 Avókadó, afhýtt, skorið í sundur og skorið í teninga

4 mandarínur, kreistar

½ sítróna, kreist

1 hakkað hvítlauksrif

2 msk. Ólífuolía Salt eftir smekk

Aðferð

Blandið grænmetinu, hnetunum, rauðlauknum, gráðosti og sítrónuberki saman í skál. Blandið blöndunni vel saman. Blandið tangerínusafanum, sítrónuberki, sítrónusafa, hakkaðri hvítlauk, ólífuolíu kröftuglega saman. Kryddið blönduna með salti. Hellið yfir salatið og blandið saman. Bætið eplinum og avókadóinu í skálina og blandið saman rétt áður en salatið er borið fram.

Njóttu!

Maís-, bauna- og lauksalat

hráefni

1 dós af heilum maís, þvegin og tæmd

1 dós af ertum, þvegin og tæmd

1 dós grænar baunir, tæmd

1 krukka Pimientos, tæmd

1 bolli smátt saxað sellerí

1 laukur, smátt saxaður

1 græn paprika, smátt skorin

1 bolli af sykri

½ bolli eplasafi edik

½ bolli canola olía

1 teskeið. salt

½ tsk. Pipar

Aðferð

Taktu stóra salatskál og blandaðu lauknum, grænum pipar og sellerí saman.

Haltu því til hliðar. Takið pott og hellið ediki, olíu, sykri, salti og pipar út í og látið suðuna koma upp. Takið af hitanum og leyfið blöndunni að kólna.

Stráið grænmetinu yfir og blandið vel til að það hjúpi grænmetið jafnt.

Geymið í kæli í nokkrar klukkustundir eða yfir nótt. Borið fram kalt.

Njóttu!

Ítalskt grænmetissalat

hráefni

1 dós þistilhjörtu, tæmd og skorin í fjórða

5 bollar romaine salat, skolað, þurrkað og saxað

1 rauð paprika, skorin í strimla

1 gulrót1 Rauðlaukur í þunnar sneiðar

bolli af svörtum ólífum

bolli af grænum ólífum

½ agúrka

2 msk. Rifinn rómverskur ostur

1 teskeið. Saxað ferskt timjan

½ bolli canola olía

1/3 bolli estragon edik

1 matskeið. hvítur sykur

½ tsk. Sinnepsduft

2 söxuð hvítlauksrif

Aðferð

Fáðu miðlungs ílát með þéttu loki. Hellið repjuolíu, ediki, þurru sinnepi, sykri, timjan og hvítlauk út í. Lokið ílátinu og þeytið kröftuglega til að mynda slétta blöndu. Setjið blönduna í skál og setjið þistilhjörtu í hana. Sett í ísskáp og látið marinerast yfir nótt. Taktu stóra skál og blandaðu saman salati, gulrót, rauðri papriku, rauðlauk, ólífu, gúrku og osti. Hristið varlega. Saltið og piprið til að krydda. Blandið saman við ætiþistlana. Látið marinerast í fjórar klukkustundir. Berið fram kalt.

Njóttu!

Sjávarréttapasta salat

hráefni

1 pakki af þrílita pasta

3 stilkar af sellerí

1 pund eftirlíking af krabbakjöti

1 bolli af frosnum ertum

1 bolli af majónesi

½ msk. hvítur sykur

2 msk. hvítt edik

3 msk. mjólk

1 teskeið. salt

teskeið. Malaður svartur pipar

Aðferð

Sjóðið pott með miklu söltu vatni, bætið pastanu út í og sjóðið í 10 mínútur.

Þegar pastað sýður er baunum og krabbakjöti bætt út í. Blandið öðrum hráefnum sem nefnd eru saman í stóra skál og setjið til hliðar í nokkurn tíma. Blandið saman baunum, krabbakjöti og pasta. Berið fram strax.

Njóttu!

Grillað grænmetissalat

hráefni

1 pund ferskur skorinn aspas

2 kúrbít, helmingaðir langsum og snyrtir í lokin

2 gulir kúrbítar

1 stór rauðlaukur sneiddur

2 rauðar paprikur, helmingaðar og fræhreinsaðar.

½ bolli af extra virgin ólífuolíu

glas af rauðvínsediki

1 matskeið. Dijon sinnep

1 hakkað hvítlauksrif

Salt og malaður svartur pipar eftir smekk

Aðferð

Hitið og grillið grænmetið í 15 mínútur, takið síðan grænmetið af grillinu og skerið það í litla bita. Bætið hinum hráefnunum saman við og blandið salatinu saman þannig að allt kryddið blandist vel saman. Berið fram strax.

Njóttu!

Ljúffengt sumar maíssalat

hráefni

6 afhýdd og algerlega hreinsuð maísauk

3 stórir tómatar skornir í bita

1 stór saxaður laukur

¼ bolli söxuð fersk basilíka

bolli af ólífuolíu

2 msk. hvítt edik

Salt og pipar

Aðferð

Takið stóran pott, setjið vatn og salt og látið suðuna koma upp. Sjóðið maís í því sjóðandi vatni og bætið síðan öllu hráefninu saman við. Blandið blöndunni vel saman og setjið í ísskáp. Berið fram kalt.

Njóttu!!

Stökkt ertusalat með karamellu

hráefni

8 sneiðar af beikoni

1 pakki af frosnum þurrkuðum ertum

½ bolli saxað sellerí

½ bolli saxaður grænn laukur

2/3 bolli sýrður rjómi

1 bolli saxaðar kasjúhnetur

Saltið og piprið eftir smekk þínum

Aðferð

Eldið beikonið á pönnu við meðalhita þar til það er brúnt. Blandið hinum hráefnunum saman í skál, nema kasjúhnetunum. Bætið að lokum beikoni og kasjúhnetum yfir blönduna. Blandið vel saman og berið fram strax.

Njóttu!

Magic Black Bean Salat

hráefni

1 dós af svörtum baunum, skoluð og tæmd

2 dósir af þurrkuðu maísmjöli

8 saxaðir grænir laukar

2 jalapenó paprikur fræhreinsaðar og saxaðar

1 niðurskorin græn paprika

1 avókadó afhýtt, skorið og skorið í teninga.

1 krukka af papriku pi

3 tómatar fræhreinsaðir og skornir í bita

1 bolli saxað ferskt kóríander

1 kreist lime

½ bolli ítalsk salatsósa

½ tsk. kryddað hvítlaukssalt

Aðferð

Taktu stóra skál og settu allt hráefnið í hana. Hrærið vel saman þannig að þær blandist vel saman. Berið fram strax.

Njóttu!

Mjög gott grískt salat

hráefni

3 stórir þroskaðir tómatar skornir í bita

2 gúrkur afhýddar og saxaðar

1 lítill rauðlaukur saxaður

bolli af ólífuolíu

4 tsk. sítrónusafi

½ tsk. þurrkað oregano

Salt og pipar eftir smekk

1 bolli af muldum fetaosti

6 grískar svartar ólífur, grýttar og skornar í sneiðar

Aðferð

Taktu meðalstóra skál og blandaðu tómötunum, agúrkunni og lauknum mjög vel saman og láttu blönduna standa í fimm mínútur. Stráið olíunni, sítrónusafanum, oregano, salti, pipar, feta og ólífum yfir blönduna. Takið úr ofninum og berið fram strax.

Njóttu!!

Ótrúlegt tælenskt gúrkusalat

hráefni

3 stórar afhýddar gúrkur sem á að skera í ¼ tommu sneiðar og fjarlægja fræin

1 matskeið. salt

½ bolli hvítur sykur

½ bolli af hrísgrjónavínediki

2 saxaðar jalapeno paprikur

¼ bolli saxað kóríander

½ bolli malaðar jarðhnetur

Aðferð

Blandið öllu hráefninu saman í stóra skál og blandið vel saman. Kryddið eftir smekk og berið fram kalt.

Njóttu!

Próteinríkt tómat basil salat

hráefni

4 stórir þroskaðir tómatar í sneiðum

1 pund ferskur sneiddur mozzarellaostur

1/3 bolli fersk basil

3 msk. extra virgin ólífuolía

Fínt sjávarsalt

Nýmalaður svartur pipar

Aðferð

Á disk, skiptast á og skarast sneiðar af tómötum og mozzarella. Stráið að lokum ólífuolíu yfir, fínu sjávarsalti og pipar. Berið fram kælt, kryddað með basilíkulaufum.

Njóttu!

Fljótlegt avókadó og gúrkusalat

hráefni

2 meðalstórar agúrkur í teningum

2 avókadó teningur

4 msk. saxað ferskt kóríander

1 hakkað hvítlauksrif

2 msk. saxaður grænn laukur

teskeið. salt

svartur pipar

stór sítrónu

1 lime

Aðferð

Taktu gúrkurnar, avókadó og kóríander og blandaðu þeim vel saman. Bætið að lokum pipar, sítrónu, lime, lauk og hvítlauk út í. Kasta því vel. Berið fram strax.

Njóttu!

Byggsalat með tómötum og fetaost

hráefni

1 bolli af hráu orzo pasta

bolli af grófhreinsuðum ólífum

1 bolli feta í teningum

3 msk. Saxað ferskt presley

1 saxaður þroskaður tómatur

bolli af jómfrúarolíu

bolli af sítrónusafa

Salt og pipar

Aðferð

Sjóðið byggið samkvæmt leiðbeiningum framleiðanda. Taktu skál og blandaðu bygginu, ólífum, steinselju, dilli og tómötum mjög vel saman. Saltið og piprið að lokum og bætið fetaostinum ofan á. Berið fram strax.

Njóttu!

Enskt salat af gúrku og tómötum

hráefni

8 rómverskir tómatar eða döðlutómatar

1 ensk agúrka, afhýdd og skorin í teninga

1 bolli Jicama, afhýdd og smátt saxað

1 lítil gul paprika

½ bolli rauðlaukur, skorinn í bita

3 msk. Sítrónusafi

3 msk. extra virgin ólífuolía

1 matskeið. Þurrkuð steinselja

1-2 klípa af pipar

Aðferð

Blandið saman tómötum, papriku, gúrku, jicama og rauðlauk í skál. Kastið vel. Hellið ólífuolíu, sítrónusafa út í og hjúpið blönduna. Stráið steinseljunni yfir og blandið saman. Kryddið það með salti og pipar. Berið fram strax eða kalt.

Njóttu!

Eggaldinsalat ömmu

hráefni

1 eggaldin

4 tómatar, skornir í teninga

3 egg, harðsoðin, skorin í teninga

1 laukur, smátt saxaður

½ bolli frönsk salatsósa

½ tsk. Pipar

Salt, til að krydda, valfrjálst

Aðferð

Þvoið eggaldin og skerið í tvennt eftir endilöngu. Taktu bökunarplötu og smyrðu hana með ólífuolíu. Raðið eggaldinunum niður í smurða bökunarformið. Bakið í 30-40 mínútur við 350 gráður F. Takið út og látið kólna. Afhýðið eggaldin. Skerið þær í litla teninga. Taktu stóra skál og færðu eggaldinin í hana. Bætið við lauk, tómötum, eggi, kryddi, pipar og salti. Kastið vel. Frystið að minnsta kosti 1 klukkustund í kæli og berið fram.

Njóttu!

Gulrót, beikon og spergilkál salat

hráefni

2 höfuð Ferskt spergilkál, saxað

½ pund af beikoni

1 búnt af grænum lauk, saxað

½ bolli saxaðar gulrætur

½ bolli rúsínur, valfrjálst

1 bolli af majónesi

½ bolli eimað hvítt edik

1-2 klípa pipar

Salt eftir smekk

Aðferð

Eldið beikonið á stórri, djúpri pönnu við meðalháan hita þar til það er brúnt. Tæmið og molið. Blandið spergilkálinu, grænlauknum, gulrótunum og beikoninu saman í stóra skál. Saltið og piprið. Kastað rétt. Taktu lítið ílát eða skál og settu majónesi og edik og þeytið. Flyttu dressinguna yfir í grænmetisblönduna. Kryddið grænmetið með fínlegri hendi. Kælið í að minnsta kosti 1 klukkustund og berið fram.

Njóttu!

Gúrku- og tómatsalat með sýrðum rjóma

hráefni

3-4 gúrkur, afhýddar og skornar í sneiðar

2 salatblöð, til skrauts, valfrjálst

5-7 sneiðar af tómötum,

1 Laukur, þunnt skorinn í hringa

1 matskeið. Saxaður graslaukur

½ bolli sýrður rjómi

2 msk. hvítt edik

½ tsk. Dill fræ

teskeið. Pipar

Klípa af sykri

1 teskeið. salt

Aðferð

Setjið gúrkusneiðarnar í skál og stráið salti yfir. Marinerið í 3-4 tíma í ísskáp.

Fjarlægðu gúrkuna og þvoðu hana. Tæmdu allan vökvann og færðu hann yfir í stóra salatskál. Bætið lauknum út í og geymið til hliðar. Taktu litla skál og blandaðu saman ediki, sýrðum rjóma, graslauk, dillfræjum, pipar og sykri.

Þeytið blönduna og hellið henni yfir gúrkublönduna. Hristið varlega. Raðið réttinum vel með salati og tómötum. Berið fram strax.

Njóttu!

Tómat Tortellini salat

hráefni

1 pund af tortellini pasta

3 skrældar tómatar skornir í tvennt

3 aura hörð salami, skorin í teninga

2/3 bolli sneið sellerí

¼ bolli sneiðar svartar ólífur

½ bolli rauð paprika

1 matskeið. Rauðlaukur, sneiddur

1 matskeið. Tómatpúrra

1 hakkað hvítlauksrif

3 msk. rauðvínsedik

3 msk. Balsamic edik

2 tsk. Dijon sinnep

1 teskeið. Hunang

1/3 bolli ólífuolía

1/3 bolli jurtaolía

¾ bolli af rifnum próvolu

¼ bolli saxuð fersk steinselja

1 teskeið. Saxað ferskt rósmarín

1 matskeið. Sítrónusafi

Pipar og salt eftir smekk

Aðferð

Eldið pastað samkvæmt leiðbeiningum á pakkningunni. Hellið köldu vatni og látið renna af. Haltu því til hliðar. Notaðu broiler, eldaðu tómatana þar til hýðið er svart að hluta. Vinnið nú tómatinn í blandara. Bætið tómatmaukinu, ediki, hvítlauk, hunangi og sinnepi út í og blandið aftur. Bætið ólífuolíu og jurtaolíu smám saman út í og þeytið þar til slétt. Saltið og piprið. Blandið pastanu saman við allt grænmetið, kryddjurtirnar, salamíið og sítrónusafann í skál. Hellið dressingunni út í og blandið vel saman. Berið fram.

Njóttu!

Spergilkál og beikon í majónesósu

hráefni

1 búnt spergilkál, skorið í báta

½ lítill rauðlaukur, smátt saxaður

1 bolli rifinn mozzarella

8 ræmur beikon, soðið og mulið

½ bolli af majónesi

1 matskeið. Hvítvínsedik

bolli af sykri

Aðferð

Setjið spergilkálið, soðið beikon, laukinn og ostinn í stóra salatskál. Blandið saman með blíðri hendi. Lokið og setjið til hliðar. Blandið majónesi, ediki og sykri saman í litlu íláti. Þeytið stöðugt þar til sykurinn leysist upp og myndar slétta blöndu. Hellið dressingunni yfir brokkolíblönduna og hjúpið jafnt. Berið fram strax.

Njóttu!

Kjúklingasalat með gúrkukremi

hráefni

2 dósir kjúklingabitar, tæmdir af safanum

1 bolli frælaus græn vínber, helminguð

½ bolli saxaðar pekanhnetur eða möndlur

½ bolli saxað sellerí

1 dós mandarínur, tæmd

¾ bolli rjómalöguð gúrkusalatsósa

Aðferð

Taktu stóra djúpa salatskál. Flyttu yfir kjúklinginn, selleríið, vínber, appelsínur og pekanhnetur eða möndlur að eigin vali. Hristið varlega. Bæta við gúrkusalatdressingu. Húðaðu kjúklinga- og grænmetisblönduna jafnt með rjómadressingunni. Berið fram strax.

Njóttu!

Grænmeti með piparrótarsósu

hráefni

¾ bolli blómkálsblóm

bolli af agúrku

¼ bolli saxaður tómatur með fræ

2 msk. Niðurskornar radísur

1 matskeið. Grænn laukur í sneiðar

2 msk. Saxað sellerí

¼ bolli amerískur ostur í teningum

Fyrir kryddið:

2 msk. majónesi

1-2 msk. sykur

1 matskeið. Piparrót tilbúin

1/8 tsk. Pipar

teskeið. salt

Aðferð

Blandið blómkálinu, gúrkunni, tómötunum, selleríinu, radísunni, grænlauknum og ostinum saman í stóra skál. Haltu því til hliðar. Fáðu þér litla skál. Blandið majónesi, sykri, piparrót þar til sykurinn leysist upp og myndar einsleita blöndu. Hellið dressingunni yfir grænmetið og blandið vel saman. Kælið í 1-2 klst. Berið fram kalt.

Njóttu!

Sætbauna- og pastasalat

hráefni

1 bolli makkarónur

2 bollar frosnar baunir

3 egg

3 grænir laukar, saxaðir

2 stilkar sellerí, saxaðir

¼ bolli Ranch salatsósa

1 teskeið. hvítur sykur

2 tsk. Hvítvínsedik

2 sætar súrum gúrkum

1 bolli rifinn cheddar ostur

¼ Nýmalaður svartur pipar

Aðferð

Sjóðið pastað í sjóðandi vatni. Bætið klípu af salti út í. Þegar því er lokið skaltu skola það með köldu vatni og tæma það. Taktu pott og fylltu hann með köldu vatni. Bætið eggjunum út í og látið suðuna koma upp. Takið af hitanum og lokið. Látið eggin liggja í volgu vatni í 10-15 mínútur. Takið eggin úr heita vatninu og látið kólna. Afhýðið húðina og saxið hana. Taktu litla skál og blandaðu saman salatsósunni, ediki og sykri. Blandið vel saman og kryddið með salti og nýmöluðum svörtum pipar. Blandið saman pasta, eggjum, grænmeti og osti. Hellið dressingunni út í og blandið saman. Berið fram kalt.

Njóttu!

Litað piparsalat

hráefni

1 græn paprika, skorin í julienne strimla

1 sæt gul paprika, skorin í julienne strimla

1 sæt rauð paprika, skorin í julienne strimla

1 fjólublá paprika, söxuð

1 rauðlaukur skorinn í julienne strimla

1/3 bolli edik

bolli af canola olíu

1 matskeið. sykur

1 matskeið. Hakkað fersk basilika

teskeið. salt

Smá pipar

Aðferð

Taktu stóra skál og blandaðu saman öllum paprikunum og blandaðu vel saman. Bætið lauknum út í og blandið aftur. Taktu aðra skál og bættu hinum hráefnunum við og blandaðu blöndunni kröftuglega saman. Hellið dressingunni yfir pipar- og laukblönduna. Blandið vel saman til að hjúpa grænmetið. Lokið blöndunni og setjið í kæli yfir nótt. Berið fram kalt.

Njóttu!

Kjúklingasalat, þurrkaðir tómatar og furuhnetur með osti

hráefni

1 ítalskt brauð í teningum

8 lengjur af grilluðum kjúklingi

½ bolli furuhnetur

1 bolli þurrkaðir tómatar

4 grænir laukar skornir í 1/2 tommu bita

2 pakkar af blönduðu salati

3 msk. extra virgin ólífuolía

½ tsk. salt

½ tsk. Nýmalaður svartur pipar

1 teskeið. Hvítlauksduft

8 aura fetaostur, mulinn

1 bolli af balsamic vínaigrette

Aðferð

Blandið ítalska brauðinu og ólífuolíu saman. Kryddið það með salti, hvítlauksdufti og salti. Setjið blönduna í eitt lag í smurðu 9x13 tommu bökunarforminu. Settu það í forhitað grillið og eldið þar til það er brúnt og ristað. Takið úr ofninum og látið kólna. Settu furuhneturnar í bökunarplötu og settu þær á neðra grillið á grillofninum og ristaðu þær varlega. Taktu heitt vatn í litla skál og dýfðu sólþurrkuðum tómötum þar til þeir eru mjúkir. Skerið tómatana. Blandið öllu grænu grænmetinu saman í salatskál; bætið tómötum, furuhnetum, brauðteningum, grilluðum kjúklingi, vinaigrette og osti út í. Kastið vel. Berið fram.

Njóttu!

Mozzarella og tómatsalat

hráefni

¼ glas af rauðvínsediki

1 hakkað hvítlauksrif

2/3 bolli ólífuolía Ólífur

1 lítri af helminguðum kirsuberjatómötum

1 1/2 bollar mozzarella teningur að hluta

¼ bolli saxaður laukur

3 msk. Hakkað fersk basilika

Pipar eftir smekk

½ tsk. salt

Aðferð

Fáðu þér litla skál. Bætið við ediki, hakkaðri hvítlauk, salti og pipar og hrærið þar til saltið leysist upp. Bætið olíunni út í og þeytið blönduna þar til hún er slétt. Í stóra skál bætið tómötum, osti, lauk, basil og blandið varlega saman. Bætið dressingunni út í og blandið vel saman. Lokið skálinni og setjið í kæli í 1 til 2 klukkustundir. Hrærið af og til. Berið fram kalt.

Njóttu!

Kryddað kúrbít salat

hráefni

1 ½ msk. sesamfræ

¼ bolli kjúklingasoð

3 msk. Miso líma

2 msk. Soja sósa

1 matskeið. Hrísgrjónaedik

1 matskeið. Lime safi

½ tsk. Thai chili sósa

2 tsk. púðursykur

½ bolli saxaður grænn laukur

¼ bolli saxað kóríander

6 kúrbítar, niðurskornir

2 blöð Nori skorin í þunnar sneiðar

2 msk. flögaðar möndlur

Aðferð

Setjið sesamfræin á pönnu og setjið á meðalhita. Eldið í 5 mínútur. Hrærið stöðugt. Létt ristað. Blandið kjúklingasoðinu, sojasósu, misómauki, hrísgrjónaediki, limesafa, púðursykri, chilisósu, grænum lauk og kóríander saman í skál og blandið saman. Blandið kúrbítnum og dressingunni saman í stóra salatskál til að klæða þá jafnt. Skreytið kúrbítinn með ristuðu sesamfræjum, möndlum og nori. Berið fram strax.

Njóttu!

Tómatar og aspas salat

hráefni

1 pund ferskur aspas, skorinn í 1 tommu bita

4 tómatar, skornir í báta

3 bollar ferskir sveppir, sneiddir

1 græn paprika, skorin í julienne strimla

¼ bolli jurtaolía

2 msk. Eplasafi edik

1 hakkað hvítlauksrif

1 teskeið. Þurrkuð mugwort lauf

teskeið. Chili sósa

teskeið. salt

teskeið. Pipar

Aðferð

Taktu lítið magn af vatni í pönnu og eldaðu aspasinn þar til hann er stökkur og mjúkur, um það bil 4 til 5 mínútur. Tæmdu það og haltu því til hliðar.

Blandið sveppunum saman við tómatana og græna paprikuna í stórri salatskál. Blandið hinum hráefnunum sem eftir eru saman í annarri skál.

Blandið grænmetisblöndunni saman við sósuna. Blandið vel saman og setjið lok á og kælið í 2 til 3 klukkustundir. Berið fram.

Njóttu!

Gúrkusalat með myntu, lauk og tómötum

hráefni

2 gúrkur, helmingaðar langsum, fræhreinsaðar og skornar í sneiðar

2/3 bolli grófsaxaður rauðlaukur

3 tómatar, fræhreinsaðir og saxaðir gróft

½ bolli söxuð fersk myntulauf

1/3 bolli rauðvínsedik

1 matskeið. kaloríulaust kornað sætuefni

1 teskeið. salt

3 msk. Ólífuolía

Smá pipar

Salt eftir smekk

Aðferð

Blandið gúrkunum, sætuefninu, ediki og salti saman í stóra skál. Látið liggja í bleyti. Það ætti að hafa það við stofuhita í að minnsta kosti 1 klukkustund til að marinerast. Hrærið af og til í blöndunni. Setjið tómata, lauk, saxaða ferska myntu. Kastið vel. Bætið olíunni út í gúrkublönduna. Kasta til að húða jafnt. Saltið og piprið eftir smekk. Berið fram kalt.

Njóttu!

Adas salatas

(tyrkneskt linsubaunasalat)

Hráefni:

2 bollar linsubaunir, hreinsaðar

4 bollar af vatni

bolli af ólífuolíu

1 Laukur, sneiddur

2-3 hvítlauksrif, sneið

2 tsk. Kúmenduft

1-2 sítrónur, aðeins safi

1 búnt steinselja, skorin í sneiðar

Saltið og aukið út eftir smekk

2 tómatar, skornir í báta (má sleppa)

2 egg, harðsoðin og skorin í báta (má sleppa)

Svartar ólífur, valfrjálst

¼ bolli fetamjólk, valfrjálst, mulin eða í sneiðar

Aðferð

Bætið baununum og vatni í risastóran pott og sjóðið við meðalháan hita. Lækkið hitann, tryggið og undirbúið þar til það er tilbúið. Ekki ofelda. Tæmið og þvoið með köldu vatni. Hitið ólífuolíuna á pönnu við meðalhita. Bætið rauðlauknum út í og steikið þar til hann verður aðeins hálfgagnsær. Bætið hvítlauksrifunum og kúmeninu út í og steikið í 1 til 2 mínútur í viðbót. Setjið baunirnar á stóran disk og bætið rauðlauknum, tómötunum og egginu út í. Blandið saman sítrónusafa, steinselju, boost og salti. Berið fram ferskt toppað með osti.

Njóttu!

Ajvar

Hráefni:

3 meðalstór eggaldin, skorin í tvennt, langsum

6-8 sætar rauðar paprikur

½ bolli af ólífuolíu

3 msk. Nýhlaðinn hreinn hlaðinn edik eða appelsínusafi

2-3 hvítlauksrif, sneið

Saltið og aukið út eftir smekk

Aðferð

Forhitaðu ofninn í 475 gráður F. Settu eggaldinin með skurðhliðinni niður á vel smurða ofnplötu og bakaðu þar til stílarnir eru svartir og eggaldinin tilbúin, um það bil 20 mínútur. Færið yfir á stóran disk og látið gufa í lok í nokkrar mínútur. Setjið sætu paprikurnar á bökunarplötuna og bakið, snúið við, þar til hýðið er svart og paprikan mjúk, um það bil 20 mínútur í viðbót. Færið yfir á annan disk og látið gufa á lokinu í nokkrar mínútur. Eftir að hreinsað grænmeti hefur kólnað skaltu fjarlægja eggaldinskvoða í stóran disk eða hrærivél og farga restinni af hlutunum. Skerið niður sætu paprikurnar og bætið þeim út í eggaldin. Notaðu kartöflustöppu til að stappa eggaldininu og paprikunni saman þar til það er slétt, en samt dálítið ömurlegt. Ef þú notar hrærivél skaltu þeyta samsetninguna í þá áferð sem þú vilt í staðinn.

Njóttu!

Bakdoonsiyyeh salat

Hráefni:

2 búntir af ítalskri steinselju, skorin í sneiðar

Tahini bolli

¼ bolli sítrónusafi

Salt eftir smekk

foss

Aðferð

Þeytið saman tahini, skrúbbið ferskan appelsínusafa og salt í skál þar til það er slétt. Bætið msk. eða tvö af vatni bara nóg til að gera þykka dressingu. Kryddið eftir smekk. Bætið saxaðri steinselju út í og blandið saman. Berið fram strax.

Njóttu!

Rellen salat

Hráefni:

2 pund Gult, Yukon Gold sellerí

½ bolli af olíu

¼ bolli nýhlaðinn lime- eða appelsínusafi hreinn

2-3 amarillo chili staður, valfrjálst

Saltið og aukið út eftir smekk

2 bollar fylling

2-3 soðin egg, skorin í sneiðar

6-8 steinhreinsaðar svartar ólífur

Aðferð:

Setjið selleríið í pott með miklu söltu vatni. Hitið að suðu og eldið selleríið þar til það er mjúkt og stíft. Haltu til hliðar. Maukið selleríið í gegnum kartöflustöppu eða stappið með kartöflustöppu þar til það er slétt. Hrærið olíunni út í, aukið (ef það er notað), kalksteinefni eða hreinn ferskan appelsínusafa og salt eftir smekk. Klæðið lasagna pönnu. Dreifið 50% af selleríinu á botn disksins og jafnið. Dreifðu uppáhalds fyllingunni þinni á svipaðan hátt yfir selleríið. Dreifið afganginum af selleríinu yfir fyllinguna á sama hátt. Settu fórnardisk á hvolf ofan á causa-diskinn. Notaðu báðar hendur, flettu plötu við plötu og slepptu orsökinni á plötuna. Skreytið málstaðinn skrautlega með harðsoðnu egginu og ólífum og, ef vill, kryddi.

Njóttu!

Curtido salat

Hráefni:

½ kálhaus

1 gulrót, afhýdd og rifin

1 bolli af baunum

4 bollar af sjóðandi vatni

3 sneiðar vorlaukar

½ bolli af hvítu eplaediki

½ bolli af vatni

1 jalapeno eða serrano piparboost

½ tsk. salt

Aðferð

Raðið grænmetinu og baununum í stórt hitaþolið fat. Bætið freyðivatninu í réttinn til að hylja grænmetið og baunirnar og setjið til hliðar í um það bil 5 mínútur. Tæmið í sigti, kreistið út eins mikinn vökva og hægt er. Setjið grænmetið og baunirnar aftur á diskinn og blandið saman við restina af fæðunum. Látið stífna í kæliskápnum í nokkrar klukkustundir. Berið fram kalt.

Njóttu!

Gado Gado salat

hráefni

1 bolli grænar baunir, soðnar

2 gulrætur, skrældar og skornar í sneiðar

1 bolli grænar baunir, skornar í 2 tommu lengd, gufusoðnar

2 Kartöflur, skrældar, soðnar og skornar í sneiðar

2 bollar af romaine salati

1 Gúrkur, skrældar, skornar í hringa

2-3 tómatar, skornir í báta

2-3 harðsoðin egg, skorin í báta

10-12 Krupuk, rækjukex

hnetusósu

Aðferð

Blandið öllu hráefninu saman, nema romaine salatinu, og blandið vel saman.

Berið salatið fram á rúmi af romaine salati.

Njóttu!

Hobak Namulu

hráefni

3 Hobak eða kúrbítsskvass, skorið í hálftungla

2-3 hvítlauksgeirar, saxaðir

1 teskeið. sykur

salt

3 msk. Sojamarinering

2 msk. Ristað sesamolía

Aðferð

Látið pott af vatni gufa yfir meðalháum hita. Bætið myljunni út í og eldið í um það bil 1 mínútu. Tæmið og þvoið með köldu vatni. Tæmdu aftur.

Blandið öllu hráefninu saman og blandið vel saman. Borið fram heitt með úrvali af japönsku meðlæti og aðalmáltíð.

Njóttu!

Horiatiki salat

hráefni

3-4 tómatar fræhreinsaðir og saxaðir

1 Agúrka, afhýdd, fræhreinsuð og saxuð

1 rauðlaukur, sneiddur

½ bolli Kalamata ólífur

½ bolli fetaostur, saxaður eða mulinn

½ bolli af ólífuolíu

bolli af eplaediki

1-2 hvítlauksgeirar, saxaðir

1 teskeið. Orginía

Salt og bragðbætt eftir smekk

Aðferð

Sameina ferskt grænmeti, ólífur og mjólkurvörur í risastóran, óviðbragðslausan rétt. Í annan rétt, blandið saman ólífuolíu, eplaediki, hvítlauksrifum, oregano, kryddi og salti. Hellið dressingunni í réttinn með fersku grænmetinu og blandið saman. Setjið til hliðar til að marinerast í hálftíma og berið fram heitt.

Njóttu!

Waldorf kjúklingasalat

Hráefni:

Salt og pipar

4,6 til 8 aura beinlaus og húðlaus alifuglabring, ekki stærri en 1 tommu, þung, snyrt

½ bolli af majónesi

2 msk. sítrónusafi

1 teskeið. Dijon sinnep

½ tsk. möluð fennel fræ

2 sellerí rif, saxað

1 skalottlaukur, saxaður

1 Granny Smith afhýdd, kjarnhreinsuð, helminguð og skorin í 1 tommu bita

1/2 bolli valhnetur, saxaðar

1 matskeið. sneið ferskt estragon

1 teskeið. sneið ferskt timjan

Aðferð

Leysið upp 2 msk. salt í 6 bollum köldu vatni í potti. Dýfðu alifuglunum í vatni. Hitið pottinn yfir heitu vatni upp í 170 gráður á Celsíus. Slökktu á hitanum og láttu það hvíla í 15 mínútur. Settu alifuglakjötið aftur á disk sem er klæddur með pappírshandklæði. Geymið í kæli þar til alifugla er kalt, um hálftíma. Á meðan alifuglakjötið kólnar skaltu blanda saman majónesi, sítrónusafa, sinnepi, möluðu fennel og ¼ tsk. lyfta saman í stóran disk. Þurrkaðu alifugla með svampum og skera í hálfa tommu bita. Setjið alifuglakjötið aftur í fatið með majónesiblöndunni. Bætið við haframjöli, skalottlaukum, eplasafa, valhnetum, estragoni og timjani; henda til að blanda saman. Kryddið með boostinu og saltið eftir smekk. Berið fram.

Njóttu!

Linsubaunasalat með ólífum og fetaost

Hráefni:

1 bolli baunir, tíndar og skolaðar

Salt og pipar

6 bollar af vatni

2 bollar natríumsnautt alifuglasoð

5 hvítlauksrif, létt mulin og afhýdd

1 lárviðarlauf

5 msk. extra virgin ólífuolía

3 msk. Hvítvínsedik

½ bolli gróft sneiddar Kalamata ólífur áferð

½ bolli fínn árangur ferskur, saxaður

1 stór skalottlaukur, saxaður

bolli af muldum fetaost

Aðferð

Leggið baunir í bleyti í 4 bollum af heitu vatni með 1 tsk. af salti í það. Tæmið vel. Blandið baununum, afganginum af vatni, soði, hvítlauk, lárviðarlaufi og salti saman í pott og eldið þar til baunirnar eru mjúkar. Tæmið og fargið hvítlauknum og lárviðarlaufunum. Blandið saman við restina af hráefnunum í skál og blandið vel saman. Berið fram skreytt með smá fetaost.

Njóttu!

Taílenskt grillað nautasalat

Hráefni:

1 teskeið. paprika

1 teskeið. papriku krydda pipar

1 matskeið. hvít hrísgrjón

3 msk. kalsíum steinefnasafi, 2 lime

2 msk. fiskisósa

2 msk. foss

½ tsk. sykur

1,1 1/2 pund hveiti, saxað

Salt og hvítt boost, grófmalað

4 skalottlaukar, þunnar sneiðar

1 1/2 bollar ferskur leiðir í, rifinn

1 1/2 bollar fersk kóríanderlauf

1 taílenskt Chile, stilkað og skorið í þunnar sneiðar

1 frælaus ensk agúrka, sneið 1/4 tommu á breidd þung á hlutdrægni

Aðferð

Grillið hliðarmáltíðirnar við háan hita þar til þær eru eldaðar. Leggið til hliðar til að hvíla. Skerið í hæfilega stóra bita. Blandið öllu hráefninu saman í skál og blandið vel saman þar til það er blandað saman. Berið fram strax.

Njóttu!

Amerískt salat

hráefni

1 lítill rauðkálshaus, rifinn

1 stór gulrót, rifin

1 epli, kjarnhreinsað og saxað

Safi úr að minnsta kosti 50% Key lime

25 hvít frælaus vínber, skorin í sneiðar

1/2 bolli valhnetur, saxaðar

3/4 bolli rúsínur, gylltar rúsínur líta best út, en ég vil frekar venjulegu fyrir bragðið

1/2 hvítlaukur, saxaður

4 msk. majónesi

Aðferð

Í þeirri röð sem skráð er skaltu bæta öllum hlutum á einn stóran fat. Blandið vel saman eftir að limesafa er bætt við allt innihaldið.

Njóttu!

www.ingramcontent.com/pod-product-compliance
Lightning Source LLC
Chambersburg PA
CBHW070118110526
44587CB00014BA/1734